I Quaderni della Complessità

Collana del Festival della Complessità

I Quaderni della Complessità
Collana del Festival della Complessità

Coordinamento editoriale
Valerio Eletti

Ideatore e Direttore del Festival della Complessità
Fulvio Forino, Presidente Dedalo 97

Il Festival della Complessità è organizzato dalla Associazione Scientifica e Culturale *Dedalo 97* con la collaborazione dell'*Aiems*, Associazione Italiana di Epistemologia e Metodologia Sistemiche e del *Complexity Education Project*

Sede legale e redazione: via Novella 15, 47922 Rimini
Tel. 0541.742974/742497 - Fax 0541.742305
www.guaraldi.it - info@guaraldi.it
www.guaraldilab.com - info@guaraldilab.com

Immagine di copertina tratta da:
Il libro dei sogni di Federico Fellini
Isbn 978-88-1701851-7
© 2007 RCS Rizzoli (per la versione cartacea)
via Mecenate 91, 20138 Milano - www.rizzoli.rcslibri.corriere.it
© 2011 Guaraldi s.r.l. (per le versioni digitali)

Isbn | carta 978 -88-6927-003-1 | pdf 978-88-6927-004-8

Maurizio Musolino

SE LA SOLUZIONE È IL PROBLEMA

Il falso mito della razionalizzazione nella sanità

Guaraldi

Indice

Prefazione

Come spesso si usa dire all'inizio di una storia, i personaggi e i fatti di questo breve e strampalato brutto sogno, sebbene riletti nei virgolettati dalla fantasia di chi scrive, potrebbero essere realmente esistiti ed accaduti. Gli intenti narrativi e i limiti di spazio espositivo hanno imposto di sottoporre gli episodi descritti a un'opera di estrema semplificazione pseudo-onirica. Nelle confabulazioni narrate, traspare una riproposizione metaforica del trentennio del Servizio Sanitario Nazionale *(Ssn) riflesso nella rilettura dei due paradigmi organizzativi che hanno dominato le grandi organizzazioni dell'ultimo secolo di storia: il* taylorismo *e il* toyotismo. *Un secolo in cui le teorie della complessità dispiegavano nuove opportunità per una lettura della realtà e, specialmente in ambito sanitario, s'imponevano teorie organizzative che legittimavano interventi di cosiddetta razionalizzazione delle organizzazioni, secondo le quali il lavoro è processo di trasformazione, è attività organizzata, è* razionalizzazione. *E la razionalizzazione, come vedremo, non è priva di logiche aberranti ed evoluzioni catastrofiche.*

Da Taylor alle cure mediche

Nei primi anni del '900, Frederick, un giovane ingegnere della Pennsylvania, pensava: "se il lavoro è il prodotto di una forza per lo spostamento fisico di un ente e se la forza equivale al valore della massa dell'ente moltiplicato per l'accelerazione che a questa massa viene impressa, allora per aumentare il livello di efficienza produttiva di un'organizzazione, sarà sufficiente ottimizzare il movimento attraverso l'eliminazione di tutte quelle forme di attrito che altrimenti assorbirebbero parte della forza improduttivamente"[1]. E concludeva: "quindi, se volessimo aumentare il rendimento della forza lavoro, occorrerebbe eliminare le azioni incoerenti, i movimenti inutili e/o imperfetti, razionalizzare i tempi di produzione mediante una corretta accelerazione produttiva". E chiosava: "in

1. Tutti i testi virgolettati non in corsivo sono note di fantasia dell'autore.

fondo, applicare una forza a un oggetto qualsiasi, a una leva, a una vite, a un corpo umano, è ugualmente computabile così come l'energia produttiva posseduta dall'organizzazione: è possibile, in altri termini, stabilire una funzione, con precisione quasi matematica, tra lavoro e organizzazione".

L'ingegnere in questione, Frederick Winslow Taylor (1856-1915) era stato apprendista operaio e aveva esperienza diretta delle dure condizioni delle fabbriche dell'epoca e, in preda a un'ossessione scientifica, intravvedeva in questa chiave di lettura delle organizzazioni, la via di uscita dall'empirico sistema produttivo tardo ottocentesco, inefficiente in quanto gestito, fino ad allora, in forma arbitraria da pseudo-maestranze reclutate senza criteri e messe all'opera sotto un unico capannone industriale; in altri termini, un sistema incapace di rispondere al ritmo dell'imminente instaurazione di quello che sarebbe stato, da lì a poco, il modello sociale fondato sul consumo su larga scala e di massa.

Il fatto probabilmente più rilevante del nuovo ordine organizzativo prefigurato da Taylor era che un'organizzazione così formulata avrebbe impresso un'imponente accelerazione e un incredibile *vis a tergo* a quel consumo di massa che, senza una produzione in serie, più efficiente rispetto al passato, non avrebbe mai potuto instaurarsi; cosa che nei fatti avvenne, forse oltre ogni sua immaginazione, in ogni settore di consumo, da quello dei beni durevoli a quello degli oggetti di rapido consumo, dal settore dei servizi di supporto alla quotidianità, a quello delle cure mediche. Per tutto il secolo scorso, e fino a oggi.

Nel pensiero di Taylor, l'organizzazione scientifica del lavoro non si doveva caratterizzare solo per l'applicazione della scienza al perfezionamento dell'azione produttiva. Fondamentalmente la *scientificità* doveva costituire la base legittimante, proprio in quanto scientifica e quindi eticamente sostenibile, del nuovo ordine sociale del Novecento: un ordine fondato sulla razionalizzazione della produzione industriale che non mancò di mostrare i propri effetti sul sistema sociale.
A tal proposito Zygmund Bauman descrive con travolgente chiarezza sociologica come, in un'Europa e in un Occidente dominati dal mito dell'efficienza e della razionalità della fabbrica, le dinamiche del Terzo Reich furono l'espressione più coerente e rigorosamente disinibita dell'organizzazione scientifica di un piano legittimato ideologicamente dalla politica, sostenuto eticamente e tecnicamente dalla razionalizzazione estrema

dell'apparato organizzativo del Nazismo. Bauman ci fa osservare come tutte le logiche morali che avrebbero impedito di commettere le orribili atrocità dell'Olocausto furono neutralizzate da tre condizioni, tanto intrinseche quanto trasparenti all'organizzazione del genocidio: 1) l'autorizzazione della violenza da parte di una struttura organizzativa legittimata e basata sulla gerarchia razionalizzante, 2) la routine violenta formalmente ratificata da pratiche procedurali, e infine 3) la disumanizzazione delle vittime conseguente a un indottrinamento ideologico dei membri dell'organizzazione in subordine a criteri di efficienza: *"questi elementi si combinarono. E potrebbero combinarsi di nuovo.* [...] *La miscela omicida era costituita da un'ambizione tipicamente moderna alla progettazione e all'ingegneria sociale, combinata con una concentrazione – altrettanto tipicamente moderna – di potere, risorse e capacità gestionali"* (Bauman 1992, cit. p. 114).

Per Taylor l'imperativo era "standardizzare", ovvero ridurre la variabilità delle variabili e normalizzare le funzioni di relazione tra queste. È vero, il metodo funziona, aumenta l'efficienza. Appare ridursi lo scostamento della produzione reale rispetto al risultato di scala atteso. In altre parole, si ha una forte e appagante sensazione di governo del processo. Si percepiva allora, e si continua a percepire ingenuamente oggi, quella rassicurante sensazione che deriva dalla misurabilità di criteri e indicatori di giudizio che, se funzionano per valutare l'efficienza di processi produttivi in serie, certo non rendono conto di molti aspetti quando applicati a organizzazioni di supporto alla produzione e di servizio quali, ad esempio, la scuola, i servizi sociali o la sanità. Tutto ciò si continua a percepire ancora oggi, dicevamo, anche se sappiamo che il semplice conteggio numerico degli elementi di un fenomeno, soprattutto in sanità, non coglie il senso tipicamente umano di un'organizzazione di cui occorre viceversa riconoscere le relazioni qualitative e le connessioni tra i fatti.

Ma l'ingegnere della Pennsylvania era fermamente convinto che per afferrare il significato di un'organizzazione fosse necessaria *e sufficiente* la misurazione delle quantità reali presenti nei fenomeni concreti. Il termine *misurare* è una delle espressioni più problematiche in ambito organizzativo.

Il numero è cosa diversa da ciò che esso misura, ovvero la quantità. I numeri sono il risultato del contare e appartengono al mondo della struttura formale; la quantità, al contrario, è il risultato del misurare. Ma, sul piano sia scientifico che filosofico, la quantità è, per definizione, sempre una misura approssimata, un'entità incompleta, sfumata (*fuzzy*[2]), spesso relativa, che appartiene pertanto al mondo analogico, ossia al mondo della realtà umana.

E in effetti il nostro ingegnere, in totale coerenza con la sua visione paradigmatica, aveva eliminato il problema annientando la componente umana nel processo di produzione; o, più esattamente, l'aveva assorbita all'interno del meccanismo e del ritmo

2. Termine che significa vago, incerto, sfumato. Termine utilizzato per definire anche la cosiddetta *fuzzy logic*, ovvero quella teoria matematica in grado di tollerare e gestire inferenze logiche con dati non dicotomici, e che quindi costituisce una modalità logica in grado di funzionare anche in presenza di paradossi e non linearità. Non suddividendo il mondo in *Vero e Falso*, ma in differenti gradi di verità rispettosi delle sfumature della realtà, la logica fuzzy determina non solo *quanto la parte sta nel tutto, ma anche quanto il tutto è rappresentato nella parte*, ovvero rappresenta la concezione ologrammatica della realtà delle moderne teorie della complessità.

delle macchine. Una visione, secondo Taylor, che costituiva la "*one best way*", l'unica via per il successo!

A rafforzare tale visione vi era a quel tempo la piena convinzione positivistica che la scoperta completa delle leggi della natura e il contributo materiale delle macchine avrebbero liberato l'umanità dalla schiavitù e l'uomo dalle fatiche dell'esistenza. Le macchine, infine, sarebbero state in grado di svolgere infiniti compiti che tormentavano l'uomo nella lotta per la sopravvivenza quotidiana. Purtroppo ciò fu solo in parte vero. Nei decenni a seguire le macchine divennero strumenti in grado di svolgere solo singoli compiti e processi produttivi che avrebbero richiesto un infinito numero di braccia umane, e avrebbero trasformato spesso l'uomo da artigiano a servitore della macchina.
La macchina, attraverso la rivoluzione elettronica e l'applicazione delle teorie dell'informazione alla tecnologia (informatica) ha differenziato le sue funzioni, sebbene su un unico supporto (*hardware*) e un unico linguaggio (*software*). Attraverso un subdolo percorso di ridefinizione del lavoro, ha prospettato per l'operaio di passare dalla con-

dizione di servitore della macchina, al ruolo, per alcuni aspetti meno faticoso, ma non meno alienante, di sorvegliante della puntuale attuazione di procedure produttive programmate da un livello strategico lontano ed estraniante. Si delinea così uno scenario della "*condizione umana improntata a quella della formica, impronta dovuta a una fondamentale incomprensione sia della natura della formica che della natura umana*"[3] (N. Wiener 1966, cit. pag. 75).

L'organizzazione scientifica del lavoro, così avvolta nel paradigma meccanicistico, non ebbe il carattere di neutralità di un qualunque modello produttivo tra tanti. La sua non-neutralità derivò dalla sua capacità di originare un ambiente, per molteplici

3. Norbert Wiener (1894-1964), matematico e padre della cibernetica, in "*Introduzione alla cibernetica – l'uso umano degli esseri umani*" intreccia considerazioni scientifiche, in merito a concetti di efficienza e progresso, con riflessioni di carattere etico, delineando la tragedia umana insita in ogni modello organizzativo che non sia in grado di leggere e rispettare la complessità della realtà. Wiener descrive la degradazione dell'individuo, costretto dalla razionalizzazione delle procedure organizzative a svolgere funzioni meccaniche come una brava formica operosa che, oltre a cessare di essere un uomo, alla fine non sarà neppure una buona formica.

aspetti irreversibile, nel quale la condizione produttiva subì l'egemonia della tecnocrazia, al punto da cancellare il significato originario della parola *organizzazione*, ovvero quello di *mezzo*, di strumento necessario al perseguimento degli obiettivi, trasformandolo in quello di *fine* che, in quanto tale, si sarebbe autoalimentato incessantemente in un feedback di rinforzo, arrestandosi solo quando tutto fosse divenuto *tecnica* o procedura.
E l'uomo, il suo tempo?
Con questa rivoluzione organizzativa il rapporto tra gli uomini subisce il condizionamento dei processi produttivi interni alle società in forma radicalmente diversa rispetto al passato. Il tempo irreversibile dell'economia industriale si concretizza nel tempo accumulato nella produzione delle cose, si misura nelle merci e diviene il tempo generale della società: *"il tempo è tutto, e l'uomo non è niente, salvo tutt'al più la carcassa del tempo"* (G. Debord, 1997 cit. p. 141).
Il primato del nascente mercato converte i processi produttivi. Dalla limitata produzione di valori d'uso si passa alla produzione seriale su larga scala di valori di scambio, valori che ridefiniscono radicalmente gli orizzonti delle relazioni umane;

allo sguardo dell'uomo della nuova era si prospetta uno spazio mercantile indefinito da misurare e conquistare.
L'analogia d'ispirazione newtoniana del lavoro e delle organizzazioni ideata dall'ingegnere statunitense nei primi anni del secolo, cosiddetto breve, fu l'impalpabile battito d'ali che, in pochi decenni, avrebbe scatenato la tempesta della trasformazione del mondo produttivo, da un sistema semi-artigianale alla complessità degli scambi del mercato globale, ivi compresi – come vedremo – perfino i processi sanitari.

Da Ohno alle cure mediche: frammentazione umana e alienazione dal processo

Trascorrevano gli anni e il mercato si differenziava nelle domande e nelle offerte, ma soprattutto creava e induceva nuovi bisogni. Reggere alla produzione non era un gioco da ragazzi, ritmi e quantità su larga scala erano gli aspetti salienti dell'attività industriale. A metà del Novecento, Taiichi, un ingegnere di origine nipponica, immerso nella complessità progressiva dello scambio delle merci, che lavorava in un'azienda ridotta allo stadio terminale dai colpi inferti dalla concorrenza, pensò, molto razionalmente: "se il livello di ordine nelle parti di un'organizzazione aumenta a discapito dell'ordine totale presente in un sistema, allora l'entropia, ovvero la misura della tendenza al disordine con cui dover fare i conti nel processo di governo, è proporzionale alle dimensioni dell'organizzazione stessa. Occorre, in altri termini, snellire e ridimen-

sionare il sistema organizzativo per ridurre il lavoro necessario a contenere l'entropia complessiva sotto valori accettabili dal sistema produttivo"[4].
Taiichi, nel pieno di un'ossessione misticheggiante, sentì di aver individuato una soluzione alla crisi della sua azienda e concluse: "frantumando il sistema di produzione si frazionerebbe con esso anche la quantità totale di disordine, in quote minori e più facilmente gestibili singolarmente; tuttavia per garantire la *raison d'etre* del sistema è fondamentale sviluppare una fitta integrazione tra i frammenti affinché questi possano continuare ad agire in forma finalistica".
Taiichi capì che, se si frammentava il sistema produttivo in componenti organizzative più piccole, in ognuna di queste la componente inerziale del singolo modulo produttivo si sarebbe ridotta e quindi l'organizzazione avrebbe tollerato meglio la variabilità e le perturbazioni delle funzioni di relazione tra le variabili. In altri termini, il pensiero del giapponese concretizzava l'idea: "un'organizzazione ispirata a tale principio è più suscettibile all'azione delle forze del mercato ma è anche contemporaneamente

4. Anche qui il testo virgolettato non in corsivo propone note di fantasia dell'autore.

più resiliente rispetto all'azione di tali forze. Può, in sintesi, diversificarsi maggiormente e più velocemente rispetto al sistema ciclopico e rigido della visione di Frederick e quindi adattarsi più facilmente alla diversificazione della domanda, quasi a stabilire una perfetta simmetria tra questa e l'offerta". Taiichi Ohno, padre della filosofia del modello del *Management della Qualità Totale*, determinò, tra le varie conseguenze del nuovo modello organizzativo, quella incredibile spinta al consumo diversificato, e contemporaneamente di larga scala che, senza la nuova abilità acquisita dal sistema produttivo nell'indurre nuovi bisogni, non avrebbe mai potuto instaurarsi, cosa che nei fatti avvenne, anche in questo caso, e in forma più radicale che in passato, in ogni settore di consumo, dai beni durevoli agli oggetti di rapido consumo, dai servizi di supporto alla quotidianità alle cure mediche. È opportuno tuttavia precisare che, affinché le cure mediche potessero essere sottoposte a un processo di erogazione in una prospettiva di miglioramento continuo della loro qualità, era necessario razionalizzarle trasformandole in entità discrete, in prestazioni, ovvero in un prodotto vendibile sotto forma di "oggetto/prestazione".

Le Aziende Sanitarie e la *razionalità* delle prestazioni sanitarie

Negli anni Ottanta del Novecento Robert Fetter, professore della Yale University, sentì l'esigenza di sviluppare un modello organizzativo per incrementare l'efficienza degli ospedali che, in quegli anni, sotto la pressione di un sistema assicurativo sanitario oramai paralizzato da un lato dalle leggi del profitto e dall'altro da difficoltà crescenti nella valorizzazione economica delle prestazioni sanitarie, invocavano un processo di elevata standardizzazione del prodotto medico e infermieristico.

In una visione pienamente economicistica, Fetter raffigurò l'ospedale come un'azienda multiprodotto che, a partire dalle risorse a disposizione dell'azienda (*input*), potesse sviluppare i prodotti intermedi (*output*) destinati al paziente, per ottenere un prodotto finale inteso come la variazione dello stato di salute del paziente (*outcome*).

Secondo la sua visione, ciascun paziente riceve un certo numero di *output* specifici della sua condizione di malattia.
Fino ad allora ogni paziente era considerato un centro di costo e ciò implicava la contabilizzazione delle prestazioni che riceveva. Questo generava spesso però un enorme contenzioso rispetto alla tariffazione tra le amministrazioni degli ospedali e le assicurazioni, per le difficoltà intrinseche di calcolo del rimborso e per la contestazione di alcune delle procedure diagnostico-terapeutiche addebitate e considerate improprie, quindi non necessarie, da parte degli organi di controllo delle società assicurative.
Fetter intuì quindi una forma semplificante del problema, sviluppando una classificazione dei pazienti in sottogruppi, individuati in base alle caratteristiche cliniche di ciascuno e in base ai "pacchetti" di output (prestazioni) sufficientemente simili tra di loro, che ogni paziente riceveva.
Come dire che esiste una meccanica corrispondenza biunivoca tra malattia e costo della prestazione sanitaria necessaria alla cura, una sorta di officina biologica del corpo umano a cui applicare i modelli organizzativi più efficienti.

Nascono così i DRG, acronimo di "*Diagnosis-Related-Group*"[5] che descrivono l'assistenza al paziente partendo dal principio che malattie simili, in reparti ospedalieri simili, comportano orientativamente lo stesso consumo di risorse materiali e umane (stessi *input*).
Con l'impostazione di Fetter si possono finalmente "mettere in vetrina" gli stessi prezzi in tutti gli ospedali, e quindi il malato da paziente (portatore di *pathos*) diviene *customer* (cliente), consumatore di prestazioni vendute dalle aziende sanitarie.

A questo punto sorge un problema non da poco. Il paziente non possiede, per definizione, la facoltà di scelta e tantomeno sa consapevolmente cosa sta acquistando in ospedale; viene il dubbio che la domanda, l'offerta, e spesso anche i bisogni, siano determinati dal sistema sanitario, in una logica di mercato assolutamente imperfetto[6].

5. Equivalente in italiano a "Raggruppamenti Omogenei di Diagnosi" (ROD).

6. Il concetto di *perfezione di mercato* può essere espresso dalla condizione in cui chi rappresenta una domanda (il cliente) per la soddisfazione di un bisogno (individuale o collettivo) trovi uno o più agenti (i produttori) in grado di proporre un'offerta in risposta alla richiesta; e quindi bisogno, domanda e offerta hanno origini distinte.

Affiorano così alla memoria – come caso estremo – quelle strutture di ricovero, soprannominate in maniera colorita dai media *"cliniche degli orrori"*, nelle quali venivano eseguiti interventi chirurgici non necessari o addirittura fatali per i *"clienti"*, al fine di cumulare profitti e rimborsi dal Servizio Sanitario Regionale. Ma cosa ha reso possibile tale mostruoso opportunismo illecito? 1) l'autorizzazione del primato della produttività da parte di un modello organizzativo fondato sull'efficienza e *razionalmente* legittimato da logiche di bilancio, 2) la routine operativa formalmente ratificata da pratiche procedurali, ed infine 3) la *disumanizzazione* dei pazienti conseguente a un indottrinamento del sistema di cura sulla valorizzazione (DRG) delle prestazioni sanitarie.

Al di là di quanto appurato nei servizi di cronaca nera, il fatto che ciò possa essere accaduto – anche solo poche volte – configura uno scenario di *opportunismo* che potrebbe portare progressivamente a una sorta di "olocausto sanitario di sistema". E in parte ciò inizia a materializzarsi sullo sfondo nebuloso dello studio dei profili di sinistrosità delle aziende sanitarie.

Nel frattempo, al tramonto del secondo millennio, le distanze sul pianeta Terra si contraevano sotto l'effetto della globalizzazione economica che, secondo i suoi sostenitori, avrebbe dovuto rappresentare la fonte universale di ricchezza, senza generare, come invece ha fatto, contraddizioni e squilibri sociali insostenibili anche per i paesi più ricchi.

Anche in Italia, un paese potenzialmente ricco, ma purtroppo con numerosi casi di mala gestione della spesa pubblica, l'*establishment* politico ed economico ha applicato la tecnica *razionalizzante* alla politica, con l'obiettivo di risanare il quadro finanziario della nazione attraverso varie operazioni: imporre un drenaggio forzato di risorse dai contribuenti, sapendo che le banche avrebbero segnalato a tempo debito l'*alert* prima di un default di tipo argentino; e rivedere la spesa pubblica e lo stato sociale a favore di un sistema privato.

Queste operazioni avrebbero però richiesto un tempo insostenibile per la velocità dell'economia e soprattutto per il mantenimento della credibilità di un qualsiasi governo (anche tecnico) per un tempo sufficientemente lungo da portare a termine il progetto. Occorreva dunque imprimere un'accelerazione al processo di riduzione (o addi-

rittura di dissoluzione) del sistema pubblico, e in particolare del più importante centro di costo, il sistema sanitario pubblico.
La situazione non era semplice, anzi era estremamente complessa, e come tale imprevedibile. E così ecco *emergere* una soluzione dalla complessità degli eventi: quello che potremmo chiamare un obiettivo risarcitorio diffuso! Se la dissoluzione del Ssn (Servizio Sanitario Nazionale) è avviata dalla pressione costituita dal taglio delle risorse conseguente al ridimensionamento della spesa pubblica, l'accelerazione del processo diviene poderosa se si innesca una nuova forza propulsiva, ovvero un meccanismo per il quale la prestazione sanitaria divenga essa stessa oggetto di contenzioso finalizzato alla richiesta di un risarcimento economico da parte del "cliente" insoddisfatto o danneggiato: la "qualità", da elemento promotore di una buona prestazione sanitaria, viene umiliata a disvalore su cui negoziare una soddisfazione economica tra ente e utente-cliente.

Spieghiamo meglio il fenomeno nei suoi aspetti concreti. Fino a un passato molto recente il ricorso alle vie legali per vedere riconosciuto un danno conseguente a cure mediche era un evento occasionale rispetto alla sinistrosità dichiarata oggi dagli uffici legali delle strutture sanitarie. Oggi il tasso della litigiosità nel rapporto tra medici (o aziende del Ssn) e pazienti cresce in media di circa il 300% annuo (sic) con il conseguente rischio reale del boom di prestazioni di medicina difensiva, ovvero decise dal medico al solo fine di scongiurare ogni possibile successiva contestazione. Si assiste quindi a un aumento vertiginoso della spesa sanitaria e, fenomeno ancor più catastrofico, all'emergere di una fuga generalizzata da parte delle compagnie di assicurazione che sempre più spesso non intendono stipulare polizze con strutture e medici.

Il recente studio su sanità pubblica e assicurazioni, il *Fair Price del rischio di Medical Malpractice*[7],

---

7. Sanità pubblica e assicurazioni: *Il Fair Price del rischio di Medical Malpractice* – uno studio nel corso del quale vertici istituzionali, mondo politico, accademici e associazioni dei consumatori si sono confrontati sui risultati della ricerca commissionata all'Università Sapienza di Roma – Dipartimento di scienze statistiche – che ha svolto approfondimenti alla ricerca del premio corretto per le coperture di Medical Malpractice, pubblicato in: Boccadoro A., De Angelis P. *Sanità pubblica e assicurazioni. Il fair price del rischio di medical malpratice*, 2012 CEDAM.

studio promosso da AIBA (Associazione Italiana Brokers Assicurativi) e Consap (Concessionaria Servizi Assicurativi Pubblici), riscontra che nell'ultimo decennio il rapporto sinistri-premi si è attestato al 150% e che già nel 2010 i sinistri di competenza liquidati, pari a 800 milioni di euro, superavano i premi incassati, pari a 500 milioni di euro. Questo rapporto peggiora esponenzialmente nel 2011 e ancor più nell'anno successivo.

In sintesi, si assiste a un taglio progressivo delle risorse economiche trasferite al Ssn, sempre più scarse e anemiche, a causa di un'emorragia economica dovuta anche ai risarcimenti in continuo incremento che vanificano ogni intervento di quadratura dei conti.

Il circolo vizioso *"taglio delle risorse – aumento della sinistrosità – richiesta di maggiori risarcimenti – medicina difensiva – ricerca esasperata d'efficienza – ulteriori errori – perdita ulteriore di risorse"* è non solo evidenza palese ma anche oggetto di campagne pubblicitarie mediatiche promosse da studi legali che promettono di sostenere, *a rischio e anticipo zero dichiarato*, "clienti" che, vittime della malasanità, hanno patito un danno o una "sofferenza

ingiustificata" per i quali è possibile chiedere un risarcimento fino a dieci anni di distanza.
Questo circolo vizioso è un potente attrattore di sistema. I medici e i professionisti sanitari, sempre più rigidamente sulla difensiva, vedono inesorabilmente erodersi la relazione con il paziente e con l'azienda che, da terapeutica e centrata sulla 'beneficità' per il paziente e sulla 'appropriatezza' delle prestazioni, è ora divenuta semplicemente e patologicamente 'economica'.

Il sistema sanitario italiano sta subendo un processo di mutazione strutturale così profondo e rapido da sentirne scricchiolare la configurazione sistemica. Se gli scricchiolii sono conseguenti all'accelerazione imposta negli anni più recenti dai modelli di produzione (sempre più sudditi delle regole economiche e tecnicamente orientati alla quantità), è pur vero che il processo di trasfigurazione ha origini che risalgono quasi agli anni istitutivi del Ssn. La società negli ultimi trent'anni ha espresso una domanda di salute e di prestazioni sempre più differenziata e articolata, alla quale si è risposto elaborando modelli organizzativi e d'intervento deboli[8], in quanto basati sull'unica forma d'efficienza riconosciuta, quella d'impresa, capace di

8. Per approfondire il concetto di debolezza nei modelli di intervento dei sistemi sanitari vedi Ivan Cavicchi, *Il pensiero debole della sanità,* edizioni Dedalo, Bari 2008.

diluire persino l'efficacia della colossale produzione biomedica, tecnica e scientifica degli ultimi anni.
Mentre negli anni Sessanta la nostra società era fondamentalmente una società dai bisogni semplici, espressi come *carenza*, quella degli anni Settanta si è caratterizzata come società dei bisogni, come *esigenza di consumo del benessere*. Gli anni Ottanta hanno poi visto una società della sofisticazione dei bisogni; e negli anni successivi si è assistito a una loro crescente deriva verso l'immaterialità[9].
Con l'ingresso esplicito dell'Italia in un modello di società complessa, si è manifestata una situazione che rimette in discussione questioni sociali che erano state considerate definite una volta per sempre: questioni quali i rapporti inter-generazionali nel mondo del lavoro, l'emergere di patologie infettive da multi-resistenza antibiotica, le migrazioni di popolazioni vittime di squilibri economici, oltre alla nascita del continente Internet.
Parliamo, in altri termini, dell'emergere di una nuova configurazione del sistema-società che ri-

9. Bartocci, Campelli, Ciccarone, Ciocia, Collicelli, Cotesta, Piccolo, *Il Welfare Italiano, teorie, modelli e pratiche dei sistemi di solidarietà sociale,* Donzelli editore, Roma 1995.

propone le questioni del passato in modo nuovo e imprevedibile e che richiederebbe, per quanto riguarda i sistemi di welfare (e il sistema sanitario in particolare), risposte *sistemiche* alla complessità, non risposte basate sulle logiche *complicate* del riduzionismo e del meccanicismo scientifico, sull'esasperato efficientismo e della semplificazione del pareggio bilancio.

Il processo di complessificazione e di modificazione dei bisogni avvenuto anche nel nostro Paese ha, ovviamente, coinvolto in misura significativa anche il tema della salute.
L'unica risposta coerente alla complessità dei sistemi sanitari è la *qualità in quanto esito complesso*: non dunque la qualità ingegneristica degli indicatori clinici e organizzativi, ma la qualità che emerge dalla relazione terapeutica nel senso più esteso del termine, ovvero quella prodotta da servizi, da professioni e da operatori che sappiano gestire la crescente complessità dei pazienti, della medicina e la conseguente crescente complessità delle organizzazioni sanitarie.
Purtroppo invece spesso ancora oggi i modelli organizzativi si sforzano di coniugare in ogni settore

della produzione e delle attività di servizio pubbliche e private la flessibilità *toyotistica*[10] del lavoro con modelli operativi *neo-tayloristici*[11]. Attenzione, non è che siano mancate, o manchino, le intelligenze per produrre risposte sistemiche ("*complesse*") tra le tante risposte possibili, ma siamo di fronte a un processo che ha chiari i suoi obiettivi, che si basano sul paradigma unico e unificante del "libero mercato"; così, quella attuale appare solo come una fase di transizione verso una società frantumata dall'egoismo e dall'individualismo.
Pertanto, la crisi di sistema di cui è preda il Servizio Sanitario Nazionale è in primo luogo una delle tante facce di una crisi di ordine globale della società: non è il guasto tecnico di un ingranaggio inefficiente in un apparato organizzativo più ampio. E come ogni crisi di sistema, si manifesta con sofferenze a livello etico-valoriale e comporta inefficienza a livello economico, crollo delle performance sul piano tecnico e scientifico ed effetti

10. Esternalizzazione dei servizi e intermediazione di forza lavoro.

11. Protocolli e proceduralizzazione dei processi clinici e assistenziali.

tossici sull'organizzazione, che si sostanziano in crescente sinistrosità da *malpractice* e in politiche occupazionali fallimentari *ab origine.* Assistiamo a una crisi di modelli culturali e operativi, a una *vision* scientifica e politica che è transitata dallo stato di progressiva decadenza dei decenni recenti alla condizione odierna di degrado inquadrabile in un contesto di decrescita *infelice*, fatta di tagli e razionamenti imposti sotto le mentite spoglie della *razionalizzazione.*

A questo punto ho la sensazione che sia più facile uscire dal dedalo attraverso uno qualsiasi degli ingressi periferici piuttosto che raggiungerne il centro partendo da un'entrata in periferia. E quindi ripartiamo dalla critica del concetto di *razionalizzazione*, "filo di Arianna" di questo racconto, non per evocare demagogicamente il pensiero ovvio del desiderio di sostenibilità del Ssn, bensì per delineare, anche se con immagini a grana grossa, le cause dell'insostenibilità del modello attuale e, se possibile, intravvedere alcune direttrici sistemiche orientate a impedire l'imminente fine politica della sanità pubblica.

Afferma Edgar Morin, uno dei più eminenti filosofi della complessità: *"La razionalizzazione consiste nel voler rinchiudere la realtà in un sistema coerente. E tutto ciò che, nella realtà, contraddice quel sistema coerente viene scartato, dimenticato, messo da parte, visto come illusione o apparenza"*. E prosegue: *"l'uomo conosce due tipi di delirio. Uno ovviamente è molto visibile, è quello dell'incoerenza assoluta, delle onomatopee, delle parole pronunciate a caso. L'altro è molto meno visibile, è il delirio della coerenza assoluta. Contro questo secondo delirio, la risorsa è nella razionalità autocritica e nel ricorso all'esperienza"* (Morin, 1993, cit. pag. 70-72).

Egli identifica tre principi come supporto del pensiero della complessità:

1. *Il principio dialogico*, ovvero il confronto, la relazione tra tesi e logiche antitetiche, ma nel contempo necessarie le une alle altre.
2. *Il principio della ricorsività* nell'organizzazione, ovvero il principio secondo il quale è vero che la società è prodotta dalle interazioni tra gli individui, ma nello stesso tempo la società, una volta prodotta, retroagisce sugli individui e li "produce".
3. *Il principio ologrammatico*, ovvero "*non solo la parte è nel tutto, ma il tutto è nella parte*".

Tre principi, a loro volta ricorsivi e ologrammatici, attraverso cui dovremmo rileggere il Ssn in

una prospettiva sistemica, al fine di individuare le incongruenze strutturali e relazionali dei suoi enti costitutivi. Incongruenze derivanti dall'applicazione (spesso affetta dal secondo delirio umano descritto da Morin) del paradigma di semplificazione (disgiunzione e riduzione), tipico di quella tecnica manageriale della *machine-organization*, che oramai rappresenta solo la caricatura di se stessa; mentre i princìpi del pensiero complesso sono necessariamente dei princìpi di congiunzione e di implicazione, mediante i quali ci si può reinterrogare sulla realtà organizzata.
Ogni sistema riconosce scambio di materia, energia e informazione tra l'interno dell'organizzazione e la realtà esterna che rappresenta il contesto in cui è immerso. Ma cosa significa "interno" dell'organizzazione sanitaria e realtà "esterna"?
Per dare nuove risposte a queste domande è necessario un approccio nuovo alla razionalità. Parafrasando Einstein, per risolvere i problemi attuali del sistema occorrono logiche nuove e diverse da quelle che hanno creato quei problemi. Non possiamo cioè superare i limiti di un modello meccanico riduzionistico con le stesse logiche lineari su cui esso si fonda, in quanto si genererebbe una soluzione

che complicherebbe ulteriormente il problema che si vuole risolvere; e ogni soluzione includerebbe nuovi limiti riduzionistici in un processo ricorsivo, limitato solo dai confini epistemologici intrinseci al modello e dalle risorse disponibili.
Le categorie di pensiero "dialogico", "ricorsivo" e "ologrammatico" ci possono aiutare a rileggere l'organizzazione e la gerarchia su cui si fonda la sanità, per metterne in risalto le incongruenze.

Attualmente il Ssn si articola in servizi sanitari regionali (Ssr), i quali gestiscono una rete di aziende sanitarie locali, aziende ospedaliere, istituti a carattere scientifico e policlinici universitari pubblici e privati, case di cura e altri servizi privati accreditati. Tali strutture sono articolate al loro interno in strutture sostanzialmente verticali rappresentate da dipartimenti, da unità operative, diversificate in semplici, dipartimentali e complesse, le quali sono i reali erogatori di prestazioni sanitarie.
Sarebbe opportuno rileggere l'organizzazione appena tracciata, per verificare quanta coerenza con la complessità dei pazienti e della realtà operativa è stata espressa dai modelli organizzativi nel passato, e ancora oggi, adottati.

Parlando di *attrattori*[12], esiste innegabilmente una dialettica intensamente dialogica tra interessi individuali dei professionisti e interessi istituzionali degli enti di loro appartenenza: interessi inevitabilmente ricorsivi, in quanto antagonisti nei ruoli e negli obiettivi, ma legati da un rapporto di dipendenza e complementarietà reciproca e ologrammatica, in quanto questo rapporto si ripropone a ogni livello della stratificazione organizzativa del sistema.
Pensiamo, ad esempio, a quanto la lecita attività libero-professionale di un sanitario sia influenzata dal ruolo ricoperto dallo stesso professionista all'interno della struttura alla quale appartiene; o pensiamo alle dinamiche insite nella filiera "ricerca, sperimentazione, mercato dei farmaci" come ologramma della triade "bisogno, domanda, offer-

12. In fisica il concetto di *attrattore* è rappresentato dal luogo dei punti dello *spazio* a cui tende, in un tempo sufficientemente lungo, la traiettoria di un *sistema complesso*, quali che siano le condizioni iniziali. Analogamente, nelle *organizzazioni complesse* il termine sta a indicare che il sistema (biologico, sociale, psicologico), evolvendo, tende (ovvero viene attratto) verso un modello di comportamento dinamico, senza però ripetersi in modo identico.

ta" nel grande tema della ricerca tesa alla soluzione dei problemi in termini di guarigione dalle malattie e di salute.

Per comprendere quali siano le dinamiche e le relazioni interne al Ssn e alle strutture che lo compongono, possiamo considerare anche solo i flussi informativi sanitari: vi sono flussi *top-down*, altri trasversali, altri ancora diffusi uniformemente; ma spesso i sistemi informatici e informativi non comunicano tra loro, in quanto creati e gestiti a livello regionale o locale, e realizzati sulla base di interessi complementari ma non di sistema.

Brevi conclusioni provvisorie

In queste brevi riflessioni abbiamo accennato alla crisi del Ssn in quanto sistema: crisi caratterizzata dal sovvertimento logico imposto dal primato della produzione e del mercato sui modelli socio-sanitari sistemici in grado di generare salute, modelli ispirati alle definizioni dell'Organizzazione Mondiale della Sanità.

Abbiamo assistito alla *razionalizzazione* della prassi sanitaria, che ha alienato e distorto un modello subordinando i fini (salute) ai mezzi (organizzazione) attraverso la centralità della prestazione (DRG) rispetto alla complessità del bisogno di benessere.

Abbiamo constatato come da tale sovvertimento logico discenda il sovvertimento etico (beneficio generale → beneficio particolare) con una sterile e dilagante ipertrofia della proceduralizzazione operativa, fino alla completa appropriazione da parte della tecnica della natura terapeutica della medicina.

Tutto ciò ha portato alla progressiva frammentazione dell'organizzazione dei servizi sanitari e delle cure che vanifica i tenaci tentativi di miglioramento dell'assistenza ed è alla base di molte delle inefficienze e degli sprechi di risorse del Ssn.
Senza un ripensamento in senso sistemico dei modelli fondanti del Ssn, la ricerca esasperata di efficienza continuerà a complicare i problemi oggi sul tappeto e, inevitabilmente, a generare forti contraddizioni sociali ed economiche.
Dovremo passare molto tempo e impiegare molte energie ad abbattere barriere, a dare valore alla complementarietà delle differenti funzioni dei diversi servizi sanitari, perché apprendano a cooperare e a lavorare insieme e in rete, dando vita a un Sistema Sanitario che sappia includere i pazienti e i cittadini.

L'autorganizzazione rappresenta una capacità preziosa dei sistemi. Non si realizza mai in modo anarchico, ma consiste nella capacità dei sistemi di sopravvivere, vivere e svilupparsi all'interno di una rete di vincoli e occasioni. Ma sembra che nel nostro caso le relazioni verticali prevalgano su quelle reticolari: in altri termini, sembra che nel Ssn

italiano la componente gerarchica sia fortemente radicata nelle sue organizzazioni e che quindi esse siano intrinsecamente limitate nei momenti di crisi nel saper cogliere le opportunità di auto-apprendimento e di sviluppo auto-organizzativo.
Siamo così giunti a modificare, forse irreversibilmente, la natura complessa dell'universo sanitario in un intreccio terribilmente complicato e complicante di strutture, percorsi clinico-assistenziali, stratificazione delle intensità di cura, protocolli terapeutico-assistenziali; ma inevitabilmente anche a un aumento dei costi e delle avversità *iatrogene*[13]; e il tutto supportato da ampia evidenza scientifica!
Allora è necessaria una rivoluzione copernicana che riponga al centro, semmai esista un centro in un sistema, la relazione assistenziale, ovvero quel *quid* umano, fatto di apprendimento e professionalità, che connette il paziente (e non solo la malattia) con i saperi scientifici.
Questa ricollocazione dovrebbe avvenire, in forma ologrammatica, a partire dalla comunità scientifica, dalle istituzioni universitarie e di formazione

13. Si intende con *iatrogenesi* il danno, l'effetto indesiderato o l'evento avverso conseguente alle cure mediche.

professionale; altrimenti, in un futuro forse prossimo, la malattia potrebbe essere tecnicamente governata con un semplice, quanto irreale, algoritmo gestibile on line.
E l'uomo? La sua salute? ...sarebbe solo la carcassa di una procedura.
E ciò mentre i flussi informativi ufficiali continuerebbero a immagazzinare miliardi di informazioni per governarne il processo, nell'assordante progressivo decadimento sistemico del Servizio Sanitario Nazionale.

Postfazione

Viene alla mente il racconto *The Last Question* dello scrittore Isaac Asimov, che narra del rapporto di un megacomputer con l'umanità, da cui è interrogato sulla minaccia per la sopravvivenza conseguente alla morte termica dell'universo (seconda legge della termodinamica). Ogni volta il computer si trova nell'impossibilità di rispondere e afferma di avere *"dati insufficienti per una risposta significativa"*. E quando infine giunge la morte termica il computer scopre la risposta, ma non ha nessuno cui poterla riferire; avvia solo allora il programma di *inversione dell'entropia* per creare un nuovo universo, un nuovo paradigma.

Bibliografia

Bartocci, Campelli, Ciccarone,
Ciocia, Collicelli, Cotesta, Piccolo (1995)
Il Welfare Italiano, teorie, modelli e pratiche dei sistemi di solidarietà sociale, Donzelli editore, Roma.

Bauman Z. (1992)
Modernità e olocausto, Il Mulino, Bologna [ed. orig.: *Modernity and the Holocaust*, Basil Blackwell, Oxford, 1989].

Bonazzi G. (1997)
Storia del pensiero organizzativo, FrancoAngeli, Milano.

Cavicchi I. (2008)
Il pensiero debole della sanità, Edizioni Dedalo, Bari.

Debord G. (1997)
La società dello spettacolo, Baldini&Castoldi, Milano.

Morgan G. (2002)
Images. Le metafore dell'organizzazione, FrancoAngeli, Milano [ed. orig.: *Images of organization,* Sage Publications Inc., Thousand Oaks, Cal., USA 1997].

Morin E. (1993)
Introduzione al pensiero complesso, Sperling & Kupfer, Milano [ed. orig.: *Introduction à la pensée complexe,* Sperling & Kupfer, 1990].

Severino E. (1993)
Il declino del capitalismo, Rizzoli, Milano.

Wiener N. (2001)
Introduzione alla cibernetica, l'uso umano degli esseri umani, Bollati Boringhieri, Torino [ed. orig.: *The Uman Use of Uman Beings*, Houghton Mifflin Company, Boston, 1950].

I QUADERNI DELLA COMPLESSITÀ
Collana del Festival della Complessità

1) *Il ricordo inventato che noi siamo.*
Sergio Boria

2) *Libertà non è star sopra ad un albero.*
Luca Casadio

3) *Papà, a che serve la scuola?*
Riflessioni sulla necessità dell'istruzione.
Tommaso Castellani e Rosalba Conserva

4) *Complessità, cambiamento, comunicazioni.*
Dai social network al Web 3.0.
Valerio Eletti

5) *Dove va la vita?*
L'eterna dinamica tra il Tutto e le sue parti.
Giuseppe Gembillo

6) *Alice, il porcospino e il fenicottero.*
Complessità e psicoanalisi.
Marcello Florita

7) *Una buona medicina che lascia ammalati i sogni.*
Il rapporto complesso tra medico e paziente.
Mario Casini

8) *Ricominciamo da Internet?*
Viaggio nelle immense miniere dei dati digitali.
Valerio Eletti

9) *Verso una medicina della complessità.*
Il ruolo del medico di famiglia a orientamento sistemico.
Sergio Boria

10) *L'impero Romano e la globalizzazione del Mediterraneo.*
Una rilettura sistemica.
Fulvio Forino

11) *Biografie e molteplicità dei Sé.*
L'identità in ottica sistemica.
Luca Casadio

12) *Se la soluzione è il problema.*
Il falso mito della razionalizzazione nella sanità.
Maurizio Musolino

Made in United States
North Haven, CT
04 November 2026

21772006R00032